DU PRONOSTIC

DES

DÉVIATIONS DE LA COLONNE VERTÉBRALE

CONSIDÉRÉ

AU POINT DE VUE DE LEUR CURABILITÉ

PAR

LE DOCTEUR J.-C.-TH. PRAVAZ

DOCTEUR ÈS SCIENCES, CORRESPONDANT DE LA SOCIÉTÉ DE CHIRURGIE
DIRECTEUR DE L'INSTITUT ORTHOPÉDIQUE DE LYON

LYON

IMPRIMERIE PITRAT AÎNÉ

4, RUE GENTIL, 4

1884

DU PRONOSTIC

DES

DÉVIATIONS DE LA COLONNE VERTÉBRALE

CONSIDÉRÉ

AU POINT DE VUE DE LEUR CURABILITÉ

PAR

LE DOCTEUR J.-C.-TH. PRAVAZ

DOCTEUR ÈS SCIENCES, CORRESPONDANT DE LA SOCIÉTÉ DE CHIRURGIE
DIRECTEUR DE L'INSTITUT ORTHOPÉDIQUE DE LYON

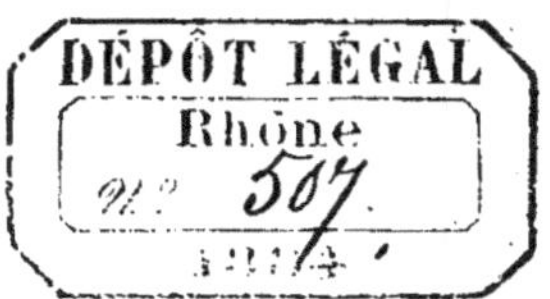

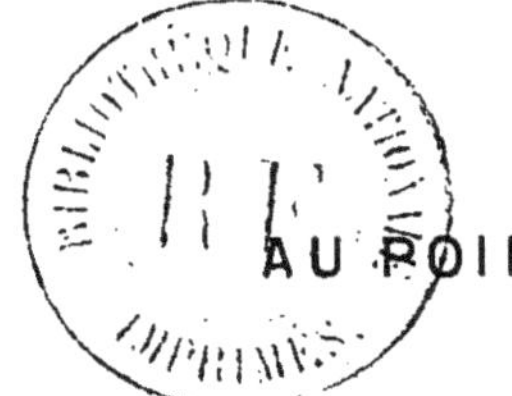

LYON

IMPRIMERIE PITRAT AÎNÉ

4, RUE GENTIL, 4

—

1884

DU PRONOSTIC

DES

DÉVIATIONS DE LA COLONNE VERTÉBRALE

AU POINT DE VUE DE LEUR CURABILITÉ

Si l'on consulte soit les traités généraux de chirurgie, soit les traités spéciaux d'orthopédie, on est frappé du peu de renseignements que l'on y rencontre au sujet du pronostic des déviations rachidiennes considéré au point de vue de leur curabilité.

La question offre cependant une réelle importance tant pour le chirurgien que pour les familles et les patients, dont elle intéresse à un haut degré l'avenir physique et social.

Placé dans des conditions qui m'ont permis de voir et surtout de suivre un assez grand nombre de cas, il m'a paru utile de chercher à combler cette lacune, autant qu'il était en mon pouvoir, et d'exposer le résultat des observations que j'ai recueillies à ce sujet.

Les éléments qui influent sur le pronostic sont de deux ordres.

Les uns sont généraux et applicables à tous les cas, les autres sont spéciaux et varient suivant chaque cas particulier.

Je m'occuperai d'abord des premiers qui sont relatifs à l'état de la santé générale, au tempérament, à l'âge du sujet, et à l'ancienneté de la déformation.

La santé générale du sujet doit entrer en première ligne comme élément de pronostic, car la nutrition est, en définitive, l'agent fondamental de la reconstitution de la forme, et les moyens orthopédiques proprement dits n'ont une réelle efficacité que s'ils s'exercent sur un *substratum* bien préparé. On peut même affirmer que, toutes choses égales d'ailleurs, les chances de guérison sont intimement liées au degré de vigueur du sujet. De là l'importance de l'entraînement méthodique appliqué au traitement des déviations rachidiennes. Croire, en effet, que l'application d'un appareil quelconque ou l'emploi d'une gymnastique localisée, quelque bien dirigée qu'elle soit, puisse suffire, dans la majorité des cas, à obtenir un résultat à la fois satisfaisant et durable est une grande illusion, et, dans le traitement d'affections aussi rebelles, ce n'est pas trop du concours simultané des moyens thérapeutiques empruntés à la mécanique, à l'hygiène et à la médecine.

Les *dyscrasies* et, en particulier, la *chlorose*, si fréquente chez les jeunes filles à l'époque de la puberté, rendent surtout le traitement des déviations de l'épine plus long et plus laborieux. D'une part, en effet, la nutrition s'opérant dans des conditions défectueuses, le système osseux ne peut acquérir une résistance suffisante pour maintenir le résultat obtenu par les agents orthopédiques, et, d'autre part, l'altération du sang amène du côté de la circulation des phénomènes qui rendent plus difficiles, et même parfois impossibles, les exercices physiques dont l'emploi est indispensable, soit comme moyen d'entraînement, soit comme agent direct de redressement des courbures. Il est donc absolument nécessaire, avant d'entreprendre la cure d'une déviation rachidienne chez des sujets placés dans de telles conditions, de modifier d'abord l'état de la santé générale, sous peine de voir échouer le traitement le mieux dirigé au point de vue de la lésion locale.

En ce qui concerne l'influence des tempéraments sur le pronostic, je signalerai la gravité spéciale des déviations du rachis chez les sujets d'un tempérament sec et nerveux. Ces sujets, par leur *habitus* extérieur, se rapprochent fréquemment des véritables rachitiques, quoique la déformation ait débuté tardivement, et se font remarquer, dans beaucoup de cas, par la coloration foncée de la peau et du système pileux, qui offre quelquefois un développement assez sensible pour former une sorte de *raphé* médian le long de la ligne des apophyses épineuses. Dans ces conditions, l'accroissement est généralement lent, borné et difficile à obtenir malgré l'entraînement le plus actif. Les déformations du squelette sont plus profondes, et le système osseux présente une résistance particulière, et, en quelque sorte, éburnée.

Chez les sujets à fibre molle et d'un tempérament lymphatique, on remarque souvent, au contraire, une tendance à un développement rapide qui vient puissamment en aide aux agents thérapeutiques.

D'une manière générale, la restauration de la forme est d'autant moins laborieuse et d'autant plus satisfaisante que le sujet est moins avancé en âge, l'affaissement qui existe dans les disques intervertébraux et les vertèbres du côté concave des courbures pouvant être plus facilement réduit par l'impulsion donnée à la nutrition. Chez les jeunes enfants, cependant, le traitement devra être, en général, plus prolongé que chez les sujets plus âgés, car, d'une part, à cause de la moindre amplitude des courbures, l'action des appareils trouve moins de prise sur la déformation, et, d'autre part, on doit, surtout chez les jeunes filles, se mettre en garde contre une rechute possible au moment de la puberté. Les enfants chez lesquels, ainsi qu'il arrive le plus souvent, la déviation du rachis débute vers l'âge de douze à quatorze ans, époque où la menstruation s'établit et où la puberté commence, se trouvent, au contraire, dans les conditions les plus favorables, car, traversant alors la dernière phase de leur développement, ils n'ont plus à redouter une crise qui pourrait compromettre le résultat obtenu par le traitement.

Il est presque superflu de faire ressortir le surcroît de gravité qu'ajoute au pronostic l'ancienneté de la déformation. Aussi ne saurais-je trop m'élever contre le préjugé malheureusement si répandu que les déviations de l'épine disparaissent généralement par les seuls progrès de l'âge. On voit, il est vrai, assez fréquemment des déviations *non permanentes* du rachis, ce que le vulgaire appelle une *mauvaise tenue*, disparaître après avoir donné quelquefois d'assez vives inquiétudes. Mais on peut avec raison se demander s'il existait dans ces cas favorables une déformation réelle des disques et des corps vertébraux. Dès que cette déformation existe, au contraire, d'une manière manifeste, que les courbures déjà prononcées persistent lorsqu'on place le sujet dans la position horizontale, et que la rotation des vertèbres sur leur axe vertical a amené un commencement de gibbosité, il n'y a pas un moment à perdre, car, dans la grande majorité des cas, les progrès du mal suivent, en quelque sorte, une marche fatale.

J'aborderai maintenant l'examen des éléments spéciaux du pronostic des déviations rachidiennes.

Ce sont : la cause et le genre des inflexions pathologiques, le siège, l'étendue et la forme des courbures et des déformations consécutives du thorax.

Les causes qui produisent les déviations essentielles de la colonne vertébrale peuvent se ramener à trois chefs : affection des organes respiratoires, défaut d'harmonie dans l'action musculaire, altération ou insuffisance de nutrition du système osseux.

Lorsque, à la suite d'une pleurésie, il s'est produit un épanchement entre les deux feuillets de la plèvre, le premier symptôme apparent est la voussure du thorax au niveau de l'épanchement. Tant que le liquide extravasé dans la cavité pleurale n'est pas résorbé, la voussure persiste ; mais, lorsqu'il vient à disparaître, à la voussure primitive on voit, dans quelques cas, succéder une dépression correspondante. Ce fait se produit lorsque le poumon du côté malade, comprimé par l'épanchement, ne reprend pas assez rapidement sa capacité normale. Les côtes, n'étant plus soutenues par l'effort qu'exerce normalement le poumon de dedans en dehors pendant l'inspiration, s'affaissent sous l'action de la pression atmosphérique, tandis que le poumon du côté sain, devant suppléer par un plus grand développement à l'insuffisance de l'hématose, le demi-thorax qui lui correspond augmente de volume par le relèvement et l'écartement des côtes. Le thorax s'incline alors du côté où s'est produit l'épanchement pleurétique, et il résulte de cette inclinaison, à la partie dorsale du rachis, une courbure dont la concavité correspond au côté de la poitrine où s'est produit l'épanchement. Si, comme il arrive heureusement le plus souvent, les fonctions du poumon déprimé se rétablissent promptement, la déformation du thorax et la courbure du rachis qui l'accompagne disparaissent sans laisser de traces, mais si le poumon déprimé ne reprend que lentement ou incomplètement ses fonctions, fait qui se présente surtout lorsqu'il existe des adhérences de la plèvre, l'inclinaison du rachis devient permanente et entraîne, surtout chez les jeunes sujets, une déformation qui peut acquérir rapidement un haut degré de gravité, et que l'art a d'autant plus de difficulté à combattre que la cause primitive persiste, et que l'on a ainsi à lutter non seulement contre l'altération de la forme, mais encore contre l'affaissement du poumon qui l'a produite.

Il importe donc, à la suite des épanchements pleurétiques, de chercher à rétablir le plus promptement possible le jeu du poumon comprimé, soit par la gymnastique générale, qui, en nécessitant des inspirations profondes, tend à rendre au poumon son ampleur primitive, soit par les exercices spéciaux de gymnastique pulmonaire préconisés par Schreiber, et qui offrent dans ce cas une réelle utilité.

Le défaut d'harmonie dans l'action musculaire, comme cause de déviation de l'épine, peut être lié soit à des attitudes vicieuses volontaires ou instinctives, soit à une lésion de l'innervation des muscles, que ces derniers soient atteints de contracture ou de paralysie.

Sans vouloir nier que les attitudes vicieuses puissent amener des modifications profondes dans la forme du rachis, je suis disposé à attribuer à cette cause une efficacité beaucoup moins grande que celle qu'on lui accorde généralement, et je crois qu'il est presque nécessaire que, pour produire *seules* la déformation des vertèbres, ces attitudes soient en quelque sorte permanentes, comme il arrive dans l'exercice de certaines professions. Le plus souvent elles ne font, à mon avis, qu'aggraver les courbures produites par une cause plus profonde sur laquelle je reviendrai plus loin, et n'en sont souvent que le résultat.

Deux faits me paraissent venir à l'appui de cette opinion.

En premier lieu, rien n'est plus fréquent chez les enfants que les attitudes vicieuses, qu'un *mauvais maintien*, suivant l'expression vulgaire, et cependant il faut bien reconnaître la rareté relative des déviations du rachis, qui devraient être beaucoup plus communes si cette cause avait la puissance qu'on est tenté de lui accorder.

En second lieu, on voit tous les jours des sujets chez lesquels les conditions de l'équilibre sont profondément modifiées par la brièveté relative d'un des membres inférieurs à la suite d'une coxalgie, d'une luxation congénitale du fémur, d'une arthrite du genou ou d'une atrophie paralytique, et néanmoins ce n'est que dans un nombre assez restreint de cas que l'on voit la colonne vertébrale se dévier sous l'action d'une cause en apparence si puissante.

Mais si les attitudes volontaires ou instinctives ne me paraissent avoir qu'une influence médiocre sur la production des déviations du rachis, il n'en est pas de même du défaut d'harmonie dans l'action musculaire qui résulte d'une contracture ou d'une paralysie. Ici l'action est continue, et cette continuité devient une cause énergique de déformation. D'abord passagéres, les déviations du rachis, dues à cette cause, ne tardent pas à devenir permanentes par suite de l'inégalité de charge qu'ont presque sans relâche à supporter les deux moitiés antero-postérieures ou latérales d'une même vertèbre, et le pronostic, surtout lorsqu'il s'agit d'une parésie des muscles spinaux, présente généralement un haut degré de gravité, car on a dans ce cas à combattre non seulement la modification de la forme, mais encore la lésion vitale qui l'a produite.

L'amplitude de la courbure, qui paraît unique, quoique en réalité il existe toujours des courbures secondaires de compensation, la facilité de faire disparaître au début la difformité en plaçant le sujet dans la position horizontale, et surtout la diminution de la sensibilité et de la contractilité musculaire sont les signes principaux des courbures dues à la paralysie des muscles spinaux, et, la nature de la cause étant reconnue, il importe d'agir promptement et avec persévérance, car on se trouve ici en face de cas souvent très réfractaires aux ressources de l'art.

Les lésions de nutrition du tissu osseux, lésions qui me paraissent la cause la plus générale des déviations rachidiennes, se présentent sous deux formes différentes.

La première est le *rachitisme vrai*, affection qui survient dans les deux premières années de la vie, et s'accompagne, en général, de déformations caractéristiques non seulement de l'épine, mais des autres parties du squelette.

La seconde, affection mal déterminée dans sa nature intime, liée souvent à des influences de races, et à laquelle quelques auteurs ont donné le nom assez impropre de *rachitisme spinal*, paraît consister dans une simple diminution de la plasticité du rachis, et survient le plus souvent à l'époque de la seconde dentition ou de la puberté, principalement chez les jeunes filles.

Les inflexions dues au rachitisme vrai sont de beaucoup les plus graves, les corps vertébraux ramollis subissant rapidement des déformations souvent considérables. Aussi l'art doit-il se hâter d'intervenir, car, si pendant la période de ramollissement l'emploi judicieux des agents orthopédiques peut avoir une efficacité réelle, pendant la période d'éburnation, au contraire, par suite de la résistance qu'acquiert le tissu osseux, leur action devient très limitée, d'autant plus qu'on ne peut compter en général sur un mouvement très actif de croissance, les sujets atteints de rachitisme caractérisé restant assez souvent frappés d'une sorte de nanisme.

Il n'en est pas de même dans les déviations qui, ainsi qu'il arrive heureusement pour la plupart, sont dues à un simple défaut de plasticité du rachis. Ici la croissance n'est pas arrêtée dans sa marche, et, malgré des déformations souvent plus étendues que dans le cas précédent, l'art peut obtenir dans un grand nombre de cas des résultats très satisfaisants.

Les déviations du rachis ont été divisées en trois genres, auxquels on a donné les noms assez barbares de *cyphose, lordose* et *scoliose* suivant que le sens de la courbure prédominante est dirigé d'arrière en avant, d'avant en arrière ou latéralement.

Ces trois genres devraient logiquement se réduire à deux; le premier comprenant la cyphose et la lordose dans lesquels les courbures sont situées dans un plan antéro-postérieur, le second comprenant la scoliose, dans laquelle les courbures sont situées dans un plan bi-latéral, mais, pour me conformer à l'usage, je ne tiendrai compte que du sens de la courbure prédominante et j'examinerai successivement les trois genres en quelque sorte classiques.

D'une manière générale, de toutes les courbures pathologiques du rachis, la moins grave est certainement la cyphose. C'est celle qui est le plus facilement attaquable soit par les moyens mécaniques, soit surtout par la gymnastique, les muscles situés de chaque côté du rachis pouvant être aisément mis en action d'une manière synergique pour renverser le sens de la courbure. Il est néanmoins important de remarquer que, lorsque la courbure est très prononcée, la restauration de la forme peut être difficile à obtenir, la partie de la colonne vertébrale située au-dessus d'une ligne passant sous les aisselles échappant plus ou moins à l'action des moyens mécaniques, et, d'autre part, la lordose cervicale, qui accompagne nécessairement la cyphose, n'étant guère attaquable que par les suspensions préconisées jadis par Glisson et par Nuck et rajeunies par Sayre.

La lordose vraie, c'est-à-dire occupant la région dorsale, doit être une déformation assez rare, car, sur plusieurs centaines de cas de déviations rachidiennes qu'il m'a été donné d'observer, je ne l'ai pas une seule fois rencontrée. Cette rareté s'explique du reste, par l'imbrication des apophyses épineuses et des lames vertébrales, qui s'oppose à peu près complètement au renversement en arrière de la colonne vertébrale. Je n'ai observé la lordose que comme phénomène symptomatique, soit à la région lombaire chez les sujets atteints de luxation congénitale du fémur, et comme conséquence des changements qui s'opèrent alors dans les conditions de l'équilibre, soit à la région cervicale dans les cas de cyphose très prononcée.

Je ne puis donc que m'abstenir d'une appréciation quelconque sur la gravité et la curabilité d'une lésion de la forme que je n'ai jamais observée.

La scoliose est non seulement la plus fréquente de toutes les déviations rachidiennes, mais encore celle qui entraîne les déformations les plus profondes tant dans les disques intervertébraux et les vertèbres que dans la cage thoracique. Aux courbures de la colonne vertébrale dans le plan latéral vient, en effet, s'ajouter un élément beaucoup plus grave, la rotation des vertèbres sur leur axe vertical, rotation qui est la cause déterminante des gibbosités qui accompagnent toujours la scoliose. On comprend, du reste, facilement que, par suite de la combinaison du mouvement d'inclinaison latérale des vertèbres avec leur mouvement de rotation sur leur axe, il soit difficile et parfois même impossible, dans les cas très graves, et lorsque la déviation revêt la forme dite *en vilebrequin*, de ramener les vertèbres à leur position normale à cause des surfaces *gauches* que présentent les faces supérieures et inférieures des vertèbres comprises dans les courbures. Je ne saurais donc trop insister sur la nécessité de combattre dès le début la scoliose par un traitement énergique et surtout régulièrement et méthodiquement suivi, dès que la saillie des côtes en arrière indique un commencement de rotation des vertèbres sur leur axe vertical. Prise à temps, la déformation même très accentuée peut encore disparaître en ne laissant que de légères traces, si le sujet offre les conditions de santé générale sur lesquelles j'ai insisté plus haut.

Au point de vue purement technique le siège et la forme des courbures et des déformations thoraciques ont une importance capitale, les moyens mécaniques trouvant plus ou moins de prise sur elles suivant les différents cas qui peuvent se présenter.

Lorsque la courbure prédominante occupe, dans la scoliose, par exemple, la région dorsale, comme c'est, du reste le cas le plus fréquent, le pronostic est beaucoup plus favorable que lorsqu'elle siège à la région lombaire. Dans le premier cas, en effet, l'action des appareils s'exerçant sur le rachis par l'intermédiaire des vraies côtes, solidement reliées entre elles par le sternum et ne formant en quelque sorte qu'un seul système, cette action est beaucoup plus efficace que dans le second où la courbure ne peut être attaquée que par l'intermédiaire des fausses côtes lâchement unies par les cartilages costaux.

Il faut, en outre, remarquer que, dans les courbures de la partie inférieure de l'épine, le poids supporté par les vertèbres comprises dans l'arc de la part des parties supérieures étant plus considérable, la surcharge qui en résulte oppose un obstacle plus grand au redressement.

La flèche de la courbure, c'est-à-dire, la longueur de la perpendiculaire abaissée du sommet de la courbe sur la ligne de gravité est un élément essentiel à considérer. En effet, plus est grande cette flèche qui représente le bras du levier sur lequel agit le poids des parties supérieures du corps, plus l'effort exercé par ce poids étant puissant, la déformation offre de tendance à augmenter, principalement vers le centre de la courbure, et moins les appareils portatifs généralement employés offrent d'efficacité, la majeure partie de leur action étant utilisée à supporter le poids du tronc et de la tête.

Toutes choses égales d'ailleurs, les courbures à grand rayon présentent des conditions de curabilité plus favorables que celles dont le rayon est plus court. Dans les premières, en effet, la déformation se répartissant sur un plus grand nombre de vertèbres, la hauteur de chacune d'elles est moins diminuée du côté concave de l'arc, et son affaissement peut être plus facilement réparé par l'accroissement du sujet, secondé par un traitement approprié, tandis que, dans les secondes, les vertèbres comprises dans l'arc présentent à un plus haut degré la déformation dite *cunéiforme*. Dans ce dernier cas, il devient donc plus difficile de remédier à l'asymétrie des deux moitiés latérales ou antéro-postérieures des corps vertébraux.

Quant aux déformations que produit dans la cage thoracique le changement de direction des vertèbres, il est à remarquer que, lorsque la partie moyenne de la gibbosité occupe son lieu d'élection, c'est-à-dire la région de l'épine qui s'étend de la troisième à la cinquième vertèbre dorsale, et qui présente, chez la plupart des sujets, une légère courbure latérale, l'action des agents orthopédiques s'exerce dans les conditions les plus avantageuses.

Dans les cas où la gibbosité siège à un niveau plus élevé, elle n'offre, au contraire, qu'une faible prise aux appareils, qui ne peuvent l'atteindre qu'à sa partie inférieure, toute la partie située au-dessus d'une ligne horizontale passant sous l'aisselle échappant plus ou moins à leur action.

Enfin lorsque la gibbosité est située à la région lombo-dorsale, ce qui est relativement assez rare, la mobilité des fausses côtes amortit considérablement l'action des agents redresseurs, et rend le traitement plus long et plus laborieux.

Les gibbosités présentent, sous le rapport de la forme qu'elles affectent, deux aspects différents.

Tantôt la courbure des côtes est brusque, et la saillie qu'elles font en arrière est anguleuse et nettement caractérisée.

Tantôt, au contraire, la gibbosité offre la forme d'une voussure à contour plus ou moins arrondi.

Dans le premier cas, l'action des appareils s'exerce dans des conditions assez défavorables, la difficulté d'*ouvrir* la courbure étant plus grande et la surface sur laquelle ils peuvent agir étant très limitée.

Dans le second cas, les moyens mécaniques trouvent un champ d'action plus étendu, et il est ainsi plus facile de produire, par l'intermédiaire des côtes solidement liées aux apophyses transverses, un mouvement de rotation dirigé en sens inverse du mouvement pathologique, et de modifier la forme des côtes moins profondément altérée.

Si, en terminant ce travail, je cherche maintenant à résumer brièvement les conditions qui peuvent influer en bien ou en mal sur le pronostic des déviations rachidiennes, je crois pouvoir établir que les conditions défavorables sont le mauvais état de la santé générale, les dyscrasies, et, en particulier, la chlorose, un tempérament sec et peu apte à un développement rapide, l'extrême jeunesse ou l'âge trop avancé du sujet, l'ancienneté de la déformation, l'existence, comme cause déterminante, d'une pleurésie antérieure, d'une parésie des muscles spinaux ou du rachitisme vrai, et, enfin, au point de vue de l'état local, la situation de la courbure principale à la région cervico-dorsale ou dorso-lombaire, la grande longueur de la flèche, la brièveté du rayon des courbures, et enfin la forme anguleuse de la gibbosité.

Lorsque, au contraire, le sujet jouit d'une santé relativement bonne, que son tempérament, plutôt un peu lymphatique, se prête à un développement rapide et étendu, que le début de la déformation a coïncidé avec l'apparition de la menstruation ou les premiers signes de la puberté, que la cause déterminante consiste dans un défaut de plasticité du système osseux, que la courbure prédominante occupe ce qu'on peut appeler son lieu d'élection, que la flèche des courbures offre une faible longueur, tandis que le rayon en est assez étendu, et enfin que la gibbosité présente un contour plus ou moins arrondi, le pronostic est le plus souvent favorable, et il est possible, dans un grand nombre de cas, d'arriver à une restauration très satisfaisante de la forme.

FIN

LYON. — IMPRIMERIE PITRAT AÎNÉ, 4, RUE GENTIL.